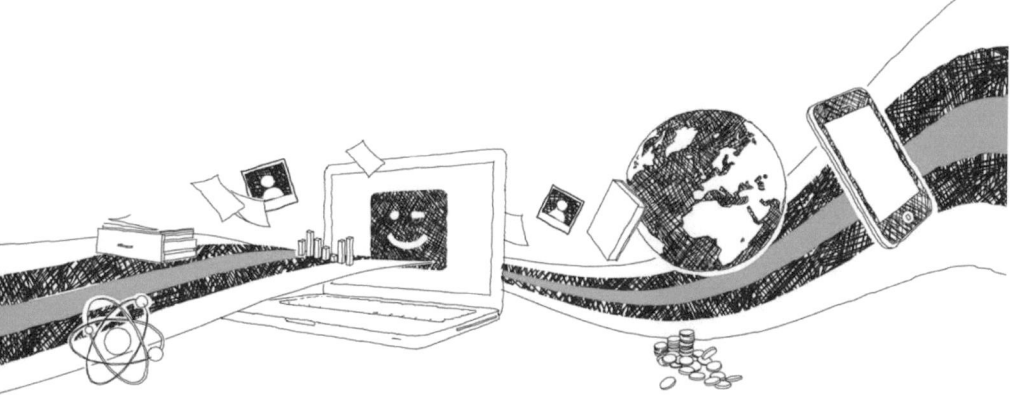
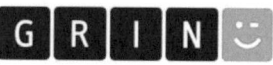

Maria Widera

Sozialmedizin. Fall eines psychiatrischen Patienten (Schizophrenie)

GRIN Verlag

Bibliografische Information der Deutschen Nationalbibliothek:

Die Deutsche Bibliothek verzeichnet diese Publikation in der Deutschen National-
bibliografie; detaillierte bibliografische Daten sind im Internet über http://dnb.d-
nb.de/ abrufbar.

Impressum:

Copyright © 2007 GRIN Verlag GmbH
Druck und Bindung: Books on Demand GmbH, Norderstedt Germany
ISBN: 978-3-656-92086-1

Dieses Buch bei GRIN:

http://www.grin.com/de/e-book/294347/sozialmedizin-fall-eines-psychiatrischen-
patienten-schizophrenie

HTWK Leipzig
Fachbereich Sozialwesen
Sommersemester 2007
Sozialmedizin II
Seminargruppe 1

Hausarbeit

Fall A eines psychiatrischen Patienten

Maria Widera

Leipzig, 10.09. 2007

Inhaltsverzeichnis

Einleitung

Meine Hausarbeit im Fach „Sozialmedizin" wird die Diagnose des Falles A einer psychiat-rischen Patientin umfassen. Dabei werde ich mich anhand der im Seminar besprochenen Störungsbilder auf eine Diagnose festlegen und dies durch festgestellte Symptome unterle-gen. Außerdem werde ich laut der Diagnose weitere mögliche Anzeichen der diagnosti-zierten Störung einordnen. Anschließend werde ich mich laut der Aufgabenstellung darauf konzentrieren, welche Angaben, Ratschläge und Informationen über Therapie, Rehabilita-tion und Prognose ich dem Patienten oder seinen Angehörigen in meiner Tätigkeit als So-zialarbeiter geben würde. Des Weiteren, würde ich die Angehörigen des Patienten in Be-zug auf deren Verhalten gegenüber ihrer Angehörigen beraten und mich selbst dement-sprechend verhalten. Als Diagnose in Fallbeschreibung A, der 26 jährigen Frau, würde ich die paranoide Schizophrenie stellen. Die Bezeichnung der Schizophrenie wurde zu Anfang des 20. Jahrhunderts von dem Psychiater Eugen Bleuler geprägt. Er ersetzte damit die Di-agnose Dementia praecox (also vorzeitige Demenz) von Emil Kraepelin. „Schizo" stammt aus dem Griechischen und bedeutet „ich spalte", „phren" heißt „der Geist". Bleuler wollte mit dem Begriff ausdrücken, dass bei den Erkrankten Denken, Fühlen und Wollen ausein-ander fallen. Im medizinischen Sinne wird der Begriff Schizophrenie für eine ganze Gruppe von Erkrankungen verwendet, denn es gibt nicht nur die eine Schizophrenie, son-dern eine ganze Reihe von Erkrankungsbildern, welche alle unter dem Begriff der Schizo-phrenie zusammengefasst werden und zu den endogenen Psychosen gehören. Schizophre-nie gehört in den westlichen Kulturen zu den schwerwiegendsten psychischen Erkrankun-gen. Jeder 100. Mensch weltweit erkrankt mindestens einmal in seinem Leben daran. Nach ICD-10:

„Die schizophrenen Störungen sind im allgemeinen durch grundlegende und charakteristische Störungen von Denken und Wahrnehmung sowie inadäquate oder verflachte Affektivität ge-kennzeichnet. Die Klarheit des Bewusstseins und die intellektuellen Fähigkeiten sind in der Re-gel nicht beeinträchtigt. Im Laufe der Zeit können sich jedoch gewisse kognitive Defizite entwi-ckeln. Die Störung beeinträchtigt die Grundfunktionen, die dem normalen Menschen ein Gefühl von Individualität, Einzigartigkeit und Entscheidungsfreiheit geben. Die Betroffenen glauben oft, dass ihre innersten Gedanken, Gefühle und Handlungen anderen bekannt sind oder, dass andere daran teilhaben. Ein Erklärungswahn kann entstehen, mit dem Inhalt, dass natürliche oder übernatürliche Kräfte tätig sind...Die Betroffenen können sich so als Schlüsselfigur allen Geschehens erleben. Besonders akustische Halluzinationen sind häufig... Farben und Geräusche können ungewöhnlich lebhaft oder in ihrer Qualität verändert wahrgenommen werden..." (zit. n. www.psychiatriegespraech.de/psychische_krankheiten/ schizophrenie/schizophrenie_ueberblick.php)

1 Diagnose

Das Stellen einer Diagnose, also die Zuordnung der Beschwerden eines Patienten zu einer bestimmten Erkrankung, ist wichtig für eine zielgerichtete Behandlung. Erst wenn eine eindeutige organische Verursachung der psychotischen Symptome ausgeschlossen ist, kann von einer endogenen Psychose gesprochen werden. Das Vorliegen von Symptomen wird in einem ausführlichen Gespräch erfragt.

1.1. Symptome aus der Fallbeschreibung

Die Schizophrenie ist eine der häufigsten Diagnosen im stationären Bereich der Psychiatrie. Das äußere Krankheitsbild bei der Schizophrenie ist sehr vielgestaltig, und deshalb unterscheidet man in der Systematik verschiedene Schizophrenie-Typen. Es gibt allerdings viele Mischformen und Überschneidungen.

Als Leitsymptome gelten laut ICD-10 (International Statistical Classification of Diseases and Related Health Problems): 1. Gedankenlautwerden, -eingebung, -entzug, -ausbreitung, 2. Kontroll- oder Beeinflussungswahn, 3. Kommentierende oder dialogische Stimmen, 4. Anhaltender, kulturell unangemessener oder völlig unrealistischer Wahn, 5. Anhaltende Halluzinationen jeder Sinnesmodalität, 6. Gedankenabreißen oder -einschiebungen in den Gedankenfluss, 7. Katatone Symptome, also zum Beispiel das Verharren in merkwürdigen Körperhaltungen oder sinnlose Bewegungen, 8. Negative Symptome wie auffällige Apathie, Sprachverarmung etc. Für die Diagnose Schizophrenie müssen über einen Zeitraum von mindestens vier Wochen hinweg wenigstens ein eindeutiges Symptom der Gruppe 1 bis 4 oder mindestens zwei Symptome der Gruppe 5 bis 8 vorliegen.

(zit. n. www.focus.de/gesundheit/ratgeber/psychologie/schizophrenie)

Üblicherweise wird die Vielzahl von Symptomen nach Positivsymptomatik (Plus- oder auch Aktivsymptome) und Negativsymptomatik (Minussymptome) unterteilt. Dabei versteht man unter Positivsymptomatik Verhaltensmerkmale die über das Verhalten von Gesunden hinausgehen. Von Negativsymptomatik spricht man dagegen, wenn das Verhalten im Vergleich zum Gesunden Defizite aufweist.

Frau A ist 26 Jahre alt, erste Symptome traten in ihrer Schulzeit auf, die Erkrankung Schizophrenie tritt meist in diesem Altersabschnitt auf. Sie wiederholt laut der Aussage ihrer Eltern immer wieder Sätze, die sie gerade im Radio oder Fernsehen gehört habe. Dies könnte auf eine inhaltliche Denkstörung hinweisen. Frau A gibt an, dass ihr Atmen das Verhalten von anderen Menschen kontrolliert und andere Menschen könnten ihre Gedanken lesen. Dies weist auf eine Ich-Störung hin. Der Erkrankte erlebt sich fremd und unwirklich. Gedanken, Gefühle, Entscheidungen und Handlungen werden nicht mehr als

5

selbst gesteuert empfunden. Stattdessen wird erlebt, dass die eigenen Gedanken von anderen Menschen gelesen werden können, dass Gedanken von außen blockiert, entzogen, weggenommen werden können. Des Weiteren berichtet Sie, dass Sie seit einigen Wochen Angst hat, umgebracht zu werden. Sie ist davon überzeugt, dass beobachtet und verfolgt zu werden. Frau A berichtet sie habe deswegen extreme Angst. Diese Angst wird durch den Verfolgungswahn ausgelöst. Wahn ist eine falsche, nichtkorrigierbare Beurteilung der Realität. Häufig sind Wahnvorstellungen bei schizophren Erkrankten die Überzeugung, beobachtet und verfolgt zu werden, oder dass äußere Kräfte eine Beeinflussung des Denkens, Fühlens und Handelns verursachen. Ferner höre Frau A mehrere verschiedene Stimmen. An den meisten Tagen beginnen diese Stimmen bereits morgens und sind mit kurzen Unterbrechungen den ganzen Tag da. Die Stimmen machen sich über andere Menschen lustig, über ihr Aussehen, ihre Kleidung oder Figur. Dann haben die Stimmen angefangen Sie zu beschimpfen. Diese Stimmen sind Halluzinationen, eine Sinneswahrnehmung, die für einen wirklichen Sinneseindruck gehalten wird, obwohl der entsprechende reale Sinnesreiz nicht vorhanden ist. Weiterhin verlässt sie das Haus nicht mehr und dies gehört zu der Negativsymptomatik. In Fall A würde ich den häufigsten Untertyp, die paranoide Schizophrenie diagnostizieren. Da hier Wahnbildungen und/oder Halluzinationen die Symptomatik bestimmen. Akustische Halluzinationen (z. B. imperative oder kommentierende Stimmen) kommen zu 80% vor. Im Vordergrund steht die Positivsymptomatik, dagegen treten Negativsymptome kaum auf. Indem ich mindestens ein Symptom der Gruppe 1 bis 4, nämlich 3. Kommentierende oder dialogische Stimmen eindeutig feststellen kann, außerdem 4. den anhaltenden, kulturell unangemessenen oder völlig unrealistischen Wahn teilweise feststelle sowie der Zeitraum von mindestens vier Wochen gegeben ist, stelle ich die Diagnose der Schizophrenie.

1.2 Zusätzlich mögliche Symptome

Symptome die weiterhin das Störungsbild der Schizophrenie charakterisieren sind affektive Störungen, denn typischerweise ist bei schizophren Erkrankten der emotionale Kontakt zu anderen Menschen reduziert, wie auch im Fall A. Der Ausdruck von Gefühlen kann im Rahmen von affektiven Störungen nicht angemessen sein, die Gefühlsäußerung und der mimische Ausdruck passen nicht zur Situation. Außerdem können die inhaltlichen von formalen Denkstörungen erweitert werden. Diese finden ihren Ausdruck vor allem in einem veränderten Sprachgebrauch. So können die Sätze schizophren Erkrankter sehr verworren und sprunghaft sein, unlogische Gedankengänge und Verknüpfungen sind zu beobachten. Im Rahmen der Erkrankung kann es ferner geschehen, dass der Betroffene bei voll erhaltenem Bewusstsein regungslos verharrt, oder dass das Gegenteil eintritt, nämlich eine starke motorische Unruhe. Die Unruhezustände können mit heftigen Erregungszuständen einhergehen. Zum Teil können auch automatenhafte oder stereotype, sich beständig wiederholende Bewegungsabläufe auftreten. Dies würde aber auf die paranoide Schizophrenie weniger zutreffen, eher auf die katatone Form der Erkrankung. Ähnlich ist es mit Negativsymptomen wie Depressivität, Affektarmut, Sprachverarmung oder Antriebslosigkeit da auch dies nicht zu der Diagnose der paranoiden Schizophrenie passen würde.

2 Information zur Erkrankung

2.1 Behandlung und Rehabilitation

Bei der Behandlung schizophrener Erkrankungen wird ein mehrdimensionaler Therapieansatz, den ich auch Ihnen empfehlen würde, praktiziert. Denn dieser Therapieansatz berücksichtigt, dass die Erkrankung sowohl biologische, psychische als auch soziale Ursachen hat. Daraus ergibt sich die Notwendigkeit der Kombination psychopharmakologischer, psycho- und sozialtherapeutischer Maßnahmen. Bis heute sind schizophrene Störungen nicht im eigentlichen Sinne „heilbar". Allerdings gibt es eine ganze Reihe von Behandlungsmöglichkeiten, die es den Betroffenen ermöglichen, ein weitgehend „normales", Leben zu führen.

2.1.1 Medikamentöse Behandlung

Grundlage jeder Schizophrenie-Behandlung sollte eine moderne Therapie mit Psychopharmaka sein. Die zum Einsatz kommenden, antipsychotischen Medikamente heißen *Neuroleptika*. Der Wirkungseintritt eines Neuroleptikums bedarf eines über Tage bis Wochen behutsam aufgebauten Medikamentenspiegels. Schizophreniekranke müssen nicht immer und unter allen Umständen Medikamente nehmen. Manche Symptome klingen auf längere Sicht auch ohne Medikamente ab. Aber ein Verzicht auf medikamentöse Behandlung bedeutet den Verlust der erworbenen und zugewiesenen sozialen Rollen für Sie in Beruf, Familie und Bekanntenkreis. Neuroleptika wirken spezifisch auf die Symptome, ohne die Ursachen der Psychose zu beseitigen. Diese Art der Behandlung von Schizophrenie steht insbesondere in der akuten Krankheitsphase im Vordergrund. Sind die akuten Symptome abgeklungen, wird die neuroleptische Therapie wenigstens sechs Monate im Sinne einer Erhaltungstherapie weitergeführt. Kommt es trotzdem zu wiederholten Rückfällen, werden wesentlich niedriger dosierte Neuroleptika zur vorbeugenden Langzeittherapie eingesetzt. Zum Teil kommt es zu erheblichen Nebenwirkungen, wie z.B. Unruhe,

Krampfanfälle und Konzentrationsstörungen. Moderne Präparate haben jedoch bei hoher antipsychotischer Wirksamkeit vergleichsweise wenige Nebenwirkungen. *Antidepressiva* beeinflussen die Stimmung, den Antrieb und die Leistungsfähigkeit der schizophrenen Patienten positiv. Liegt eine depressive Grundstimmung vor, werden sie zusätzlich gegeben. *Beruhigungsmittel* lösen Angstzustände und wirken entspannend, sie können jedoch abhängig machen. Deshalb werden sie nur kurzfristig eingesetzt.

2.1.2 Nicht-medikamentöse Behandlung

Als wesentliche Basismaßnahme wird heutzutage die so genannte Psychoedukation empfohlen. Hierauf aufbauend erfolgen die weiteren Therapien.

Psychoedukation ist der Fachbegriff für die zielgerichtete Information des Betroffenen und seiner Angehörigen zur Erkrankung. Wissensvermittlung zur Erkrankung ist ein wichtiger Faktor, der das Wiedererkrankungsrisiko senkt bzw. die Schwere einer Wiedererkrankung deutlich abmildert. Für die Information und Aufklärung zu den schizophrenen Erkrankungen gibt es mittlerweile eine Reihe von Programmen und Materialien.

Zu einer *Psychotherapie* gehört einfühlsame Zuwendung, Unterstützung und Führung, Zuhören und Beraten, Üben und Lernen. Einsicht in ihr seelisches Dasein ist Hilfe zur Selbsthilfe. Im Zentrum steht hier eine so genannte "supportive Psychotherapie", in deren Rahmen Sie aktiv im Umgang mit der schizophrenen Erkrankung begleitet werden. Auch wird der Umgang mit den bestehenden Symptomen geübt. Darüber hinaus werden Programme zur *Familientherapie* eingesetzt, die den Angehörigen Unterstützung im Umgang mit der Erkrankung bieten. Auf der einfachsten Ebene bieten Psychotherapien den Patienten allgemeine Hilfe, Unterstützung und Information. Es kann schon eine große Hilfe sein, einfach mit jemandem darüber zu sprechen, wie man sich fühlt. Das Training sozialer Fähigkeiten dient der Entwicklung ihrer Fähigkeit, Informationen zu verstehen und mitzuteilen und ihre Kontakte mit anderen Menschen erfolgreich zu gestalten. In den Sitzungen werden z. B. bestimmte Situationen durchgespielt.

Das Zentrale Anliegen einer *Soziotherapie* ist es, vorhandene lebenspraktische und soziale Fähigkeiten zu fördern bzw. die Verstärkung sozialer Defizite zu verhindern. Zu diesem Zweck werden Arbeits- und Beschäftigungstherapie, rehabilitative Maßnahmen und teilstationäre Behandlungsangebote eingesetzt. Soziotherapie ist vorrangig auf das Training sozialer Kompetenzen, die Aufdeckung von Hilfs- und Unterstützungsmöglichkeiten sowie die sozialrechtliche Aufklärung gerichtet.

Manche Patienten empfinden die gleichzeitige Anwendung von Behandlungsformen wie Reflextherapie, Aromatherapie oder Shiatsu in Ergänzung zum Behandlungsplan als hilfreich, obgleich ihre Wirksamkeit nicht nachgewiesen ist. Auch Ergotherapie (Belastungs-erprobung, Tagesstrukturierung, Vorbereitung berufliche Rehabilitation), Körpertherapie (insbesondere Training der Körperwahrnehmung und aktivierende Verfahren), Entspan-nungstherapie oder Kunsttherapie (Musik, Malen, Modellieren) sind möglich.

2.2 Verlauf und Prognose

Ohne Therapie liegt die Wahrscheinlichkeit für eine erneute Episode innerhalb eines Jahres bei 50 bis 70 Prozent, mit Therapie sinkt sie auf 20 bis 30 Prozent. Schizophrenien können sowohl schubweise als auch chronisch verlaufen, wobei die schubweise Verlaufsform häu-figer ist. Ein Schub, also eine akute Krankheitsphase, kann mehrere Wochen oder viele Monate dauern. Danach klingt die Krankheit wieder ab, bis möglicherweise ein neuer Schub erfolgt. Zwischen den einzelnen Schüben kann es zu einer vollständigen Remission (Zurückbildung) der Symptome kommen, üblicherweise folgt der akuten Phase jedoch eine Residualphase mit negativen Symptomen. Die Krankheit kann schleichend oder akut ver-laufen. Von einem schleichenden Verlauf sprechen Mediziner, wenn sich der Patient im-mer mehr zurückzieht, von Familien und Freunden isoliert, sich um nichts mehr kümmern möchte und jegliches Interesse an Ausbildung, Arbeit oder Hobbys verliert. Als akute Schübe bezeichnet man schizophrene Erkrankungsphasen mit plötzlichem Beginn und ausgeprägten Symptomen wie Verfolgungswahn und akustische Halluzinationen.

Faktoren für einen günstigen Verlauf sind eine unauffällige Primärpersönlichkeit, höheres Ausbildungsniveau, gute soziale Anpassung, ungestörte Familienverhältnisse, akuter Krankheitsbeginn, erkennbare psychosoziale Auslösefaktoren und ausgeprägte affektive und paranoide Symptome. Prädiktoren für einen ungünstigen Verlauf sind: soziale Isola-tion, längeres Bestehen der Episode vor einer Behandlung und fehlende Beschäftigung. Einen günstigen Effekt auf den Verlauf der Krankheit und die Prognose hat die frühzeitige Diagnose und Behandlungsbeginn mit einem Neuroleptikum. Je akuter und dramatischer der Beginn der Symptomatik und je klarer die situative Auslöser, umso besser ist im All-gemeinen die Prognose. In Ihrem Fall, Frau A, würde ich von einer eher günstigen Prog-nose ausgehen, da ihre Krankheit akut ausgebrochen ist und es erkennbare Auslöser gab (Stress in der Schule) und gibt (beruflicher Stress, jetzt die Arbeitslosigkeit). Ebenso leben sie in geordneten Verhältnissen mit ihrer Familie. Negativ sind dagegen ihre momentane Arbeitslosigkeit und das vormalige Auftreten der Stimmen in ihrer Schulzeit.

3 Wichtige Verhaltensweisen

Eine der wesentlichsten Voraussetzungen für eine erfolgreiche Behandlung der psychischen Erkrankung ist die Einbeziehung der Angehörigen. Diese Einbeziehung betrifft vor allem die umfassende Information zur Erkrankung. Daneben ist es wichtig Sie über einige nützliche Verhaltensweisen aufzuklären und Ihnen mitzuteilen, was Sie nicht tun sollten. Es ist wichtig, dass Sie sich überlegen, was Ihrer Tochter Freude macht. Tun Sie größere Dinge in kleinen Schritten. Es gehört zu den Charakteristika der Krankheit, dass Schizophrenie-Patienten nicht immer erkennen, dass sie krank und behandlungsbedürftig sind. Angehörige können helfen, die Medikamenteneinnahme zu kontrollieren, drohende Rückfälle rechtzeitig zu erkennen und eine Behandlung einzuleiten. Sie können am besten helfen, indem Sie eine ruhige und entspannte Umgebung schaffen. Wenn die Inaktivität jedoch zu lange anhält, dann sollten Sie Ihre Tochter zu mehr Aktivität zu ermutigen. Dem Kranken dabei zu helfen, sich an einen regelmäßigen Tagesablauf zu gewöhnen, ist von großer Bedeutung. Falls schwierige Situationen auftreten, ist es wichtig, dass sie versuchen, so ruhig wie möglich zu bleiben, schalten Sie andere Ablenkungen aus, z.B. Musik, Radio oder Fernsehen, setzen Sie sich, und fordern Sie Ihre Tochter auf, sich ebenfalls zu setzen, reden Sie langsam und deutlich in normaler Stimmlage, fassen Sie Sie nicht an, vermeiden Sie ständigen direkten Augenkontakt, fragen Sie Frau A, was sie beunruhigt, geben Sie Ihr persönlichen Freiraum. Im Allgemeinen ist es nützlich, wenn Sie Ihr Augenmerk mehr auf positives als auf negatives Verhalten richten. Versuchen Sie aber dennoch, Grenzen zu setzen in Bezug auf das Erhalten einer gewissen Anpassungsfähigkeit bezüglich sozialer Normen. Bestehen Sie auf Ihrer Forderung, aber seien Sie geduldig; es kann einige Zeit dauern, bis Ihre Botschaft ankommt. Streit, Überstimulation, Überforderung, Spannungen in der Umgebung sollten Sie, wenn möglich, vermeiden. Bei Patienten, die zu Hause Konflikten, Kritik oder Anfeindungen ausgesetzt sind, klingen die Symptome weniger gut ab und Rückfalle sind häufiger. Hilfreiche Verhaltensweisen sind im Einzelnen: emotionale Wärme jedoch keine Überfürsorglichkeit, denn überbeschützendes Verhalten ist nicht hilfreich, Verständnis, Interesse am anderen, gezieltes Entlasten in Überforderungssituationen, Unterstützung des Realitätsbewusstseins, Rückmeldungen geben um verfälschte Wahrnehmungen zu korrigieren, Unterstützung der Motivation für andere Behandlungsmaßnahmen, Unterstützung in finanziellen Belangen oder Hilfestellung bei Behördengängen. Achten Sie darauf, dass Ihr Leben nicht durch die Bedürfnisse des Kranken beherrscht wird. Setzen Sie Frau A nicht unter Druck, drängen, bevormunden und kritisieren Sie Sie nicht und achten Sie auch darauf, welche Worte Sie benutzen.

Fazit

"Viele Menschen verstehen nicht, dass es sich um eine Krankheit handelt. Sie sagen: Kannst du deine Gedanken nicht einfach besser unter Kontrolle halten? Aber einen Virus, Krebszellen oder ein gebrochenes Bein kann man auch nicht kontrollieren" (zit. n. www.openthedoors.com/deutsch/03_01.htm)

Durch diese Arbeit wurde mein Blickfeld hinsichtlich der Arbeitsfelder der Sozialen Arbeit erweitert. Indem mir die Möglichkeit gegeben wurde mich in diesen medizinischen Teil hineinzuversetzen, haben sich Vorurteile und Stereotypen abgebaut. Weiterhin hatte ich die Chance mit einer Psychose, der Schizophrenie, im Besonderen zu beschäftigen und diese Krankheit und ihre Betroffenen besser zu verstehen.

Mir ist klar geworden, dass die Erkrankung der Schizophrenie noch immer eine schwere Belastung für Patienten, Angehörige und Gesellschaft darstellt. Umso unverständlicher erscheint mir, dass es im Fernsehen, im Kino und in anderen Medien weiterhin negative Darstellungen von Menschen mit schizophrenen Erkrankungen gibt, die dazu beitragen, das Stigma und die Diskriminierung aufrecht zu erhalten.

Wie eine Frau sagte, "Wenn Du wegen eines gebrochenen Beins ins Krankenhaus kommst, dann schicken die Leute Dir Blumen oder sie besuchen Dich. Wenn du wegen einer psychischen Erkrankung ins Krankenhaus musst, dann schicken sie keine Blumen. Sie kommen auch nicht zu Besuch." (zit. n. www.openthedoors.com/deutsch/03_01.html)

Das Stigma, das mit der Schizophrenie einhergeht, stellt eine der hauptsächlichen Hürden auf dem Weg zu erfolgreicher Behandlung und Umgang mit der Schizophrenie dar. Denn diese Diskriminierung betrifft nicht allein die an ihr erkrankten Menschen, sondern auch ihre Familien, Betreuungspersonen und professionellen Helfer.

Die Wahrheit, die auch die Gesellschaft begreifen muss, ist es handelt sich um Menschen, die an einer Krankheit leiden, die sehr, sehr viel Leid verursachen kann. In meiner zukünftigen Arbeit als Sozialarbeiter hoffe ich, dass ich diesem Stereotypen, der den Psychosen aufliegt, entgegenwirken kann. Dies unbeachtet ist mir natürlich bewusst, dass auch der wertfreie Umgang mit psychisch kranken Menschen eine Gratwanderung darstellt, die nicht ohne weiteres zu absolvieren ist. Abschließend möchte ich anmerken, dass es sehr interessant war, sich mit diesem vielgestaltigen Krankheitsbild im Rahmen meines Studiums zu beschäftigen.

"So wie die Verrücktheit, in einem höheren Sinn, der Anfang aller Weisheit ist, so ist Schizophrenie der Anfang aller Kunst, aller Phantasie." Hermann Hesse (zit. n. www.gomah.de/zitate/h-l/z_hesse1.htm)

.

Literaturverzeichnis

Bücher

Dilling, Horst (Hrsg.): *Internationale Klassifikation psychischer Störungen : ICD-10, Kapitel V (F) ; klinisch-diagnostische Leitlinien.* 2., korr. u. bearb. Aufl., unveränd. Nachdr. 1995 Bern: Huber, 1995.

D'Amelio, Roberto/Behrendt, Bernd/Wobrock, Thomas: *Psychoedukation Schizophrenie und Sucht : Manual zur Leitung von Patienten- und Angehörigengruppen.* 1. Aufl. München/Jena : Elsevier, Urban und Fischer, 2007.

Rom, Josi: *Identitätsgrenzen des Ich : Einblicke in innere Welten schizophrenie- und borderlinekranker Menschen.* Göttingen: Vandenhoeck und Ruprecht, 2007.

Sartory, Gudrun: *Schizophrenie : empirische Befunde und Behandlungsansätze.* 1. Aufl. Heidelberg/München: Elsevier, Spektrum, Akad. Verl., 2007.

Scharfetter, Christian: *Eugen Bleuler : 1857 - 1939 ; Polyphrenie und Schizophrenie.* Zürich: vdf, Hochsch.-Verl. an der ETH, 2006.

Elektronische Medien

www.kompetenznetz-schizophrenie.de/rdkns/22.htm

www.psychiatrie.de/diagnosen/schizophrenie/

www.onmeda.de/krankheiten/schizophrenie.html

www.netdoktor.de/krankheiten/fakta/schizophrenie.htm

www.schizophrenie-online.de/patienten/krankheit/index.htm?sid=Rs3WN8Pit04AAAqjFPI

www.focus.de/gesundheit/ratgeber/psychologie/schizophrenie

www.psychiatriegespraech.de/psychische_krankheiten/schizophrenie/schizophrenie_ueberblick.php

www.openthedoors.com/deutsch/03_01.html

www.psychiatrie-aktuell.de

www.gomah.de/zitate/h-l/z_hesse1.htm